BEI GRIN MACHT SICH IHR WISSEN BEZAHLT

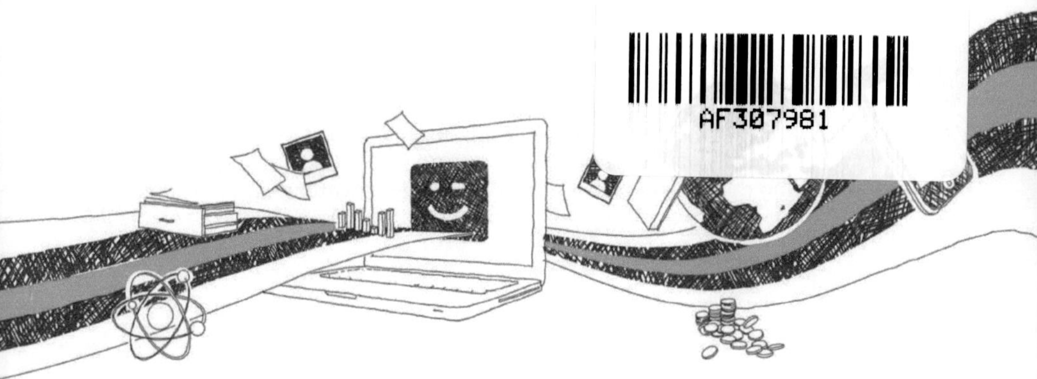

- Wir veröffentlichen Ihre Hausarbeit,
  Bachelor- und Masterarbeit

- Ihr eigenes eBook und Buch -
  weltweit in allen wichtigen Shops

- Verdienen Sie an jedem Verkauf

Jetzt bei www.GRIN.com hochladen
und kostenlos publizieren

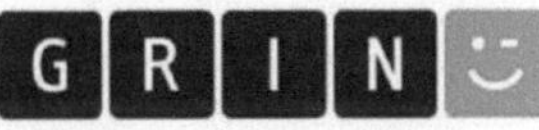

Bibliografische Information der Deutschen Nationalbibliothek:

Die Deutsche Bibliothek verzeichnet diese Publikation in der Deutschen National-
bibliografie; detaillierte bibliografische Daten sind im Internet über http://dnb.d-
nb.de/ abrufbar.

Impressum:

Copyright © 2016 GRIN Verlag, Open Publishing GmbH
Druck und Bindung: Books on Demand GmbH, Norderstedt Germany
ISBN: 9783668374652

Dieses Buch bei GRIN:

http://www.grin.com/de/e-book/350850/postmortale-klugschwaetzerei-oder-final-
audit-wem-nuetzen-obduktionen

Jan Sulik

Postmortale Klugschwätzerei oder final audit. Wem nützen Obduktionen im Krankenhaus?

GRIN Verlag

Postmortale Klugschwätzerei oder final audit?

Wem nützen Obduktionen im Krankenhaus?

Herrn Prof. R. Meyer zum 80. Geburtstag gewidmet

Jan Sulik

Inhalt

Postmortale Klugschwätzerei oder final audit: Wem nützen Obduktionen im Krankenhaus?

Bei Obduktionen sind in unserer Klinik häufig Zuschauer anwesend - Medizinstudenten, Auszubildende und Studenten für Medizinalfachberufe, Praktikanten oder Mitarbeiter des Hauses. Bevor wir in den Seziersaal gehen, führe ich gern alle Gäste mit einem Vorgespräch ins Thema ein, denn für die meisten ist es die erste, für viele auch die einzige Obduktion. Meine Einstiegsfrage ist immer gleich: „Warum wird Ihrer Meinung nach in einem hochmodernen Krankenhaus eine so archaische Prozedur wie die Obduktion überhaupt durchgeführt? Wir könnten die Verstorbenen doch auch durch das CT fahren, nachts wenn weniger los ist." Die drei meistgenannten Antworten: Bei unklarer Todesursache, wegen der vielen Unfalltoten und zu Forschungszwecken – also eine bunte Mischung aus Halbwahrheit und Fernsehwissen. Aufschlussreich ist darüber hinaus die Art und Weise, wie gerade Medizinstudenten nach einer Sektionsteilnahme anfragen. Neugier und echtes Interesse stehen bei den wenigen im Vordergrund, die gleich zu Semesterbeginn oder schon in einer sehr frühen Phase des Studiums den Kontakt zur Pathologie suchen. Zum Ende hin rufen diejenigen an, die noch rasch ihren „Sektionsschein fürs Patho-Examen machen müssen". Gezielte Nachfragen bestätigen jedenfalls immer wieder: Die klinische Obduktion als solche ist nicht mehr Gegenstand der Lehre, jedenfalls nicht in Berlin.

Das war vor 25 Jahren noch anders, da fand jeden Mittwoch um 07:30 Uhr im Sektionshörsaal des Instituts für Pathologie der Charité eine Lehrsektion statt. Nach Beendigung ihres Studiums waren viele Jungärzte bis zu einem Jahr im Seziersaal tätig, ganz unabhängig davon, welche Fachrichtung sie anschließend einschlagen wollten. Diese Angebote ermöglichten es, eine Haltung zur klinischen Sektion zu entwickeln.

Heutige Medizinstudenten bekommen wegen der geringen Sektionszahlen und der fehlenden Lehre kaum noch Gelegenheit, eine Haltung zur Obduktion überhaupt zu entwickeln. Später, als fertige Ärzte, haben viele deshalb dieses Tool gar nicht mehr auf dem Schirm, wissen nicht mehr, wozu eine Obduktion eigentlich gut ist, was sie kann und was nicht. Deshalb dürfte die Sektion aus den meisten Krankenhäusern verschwunden sein, wenn die Generation der heutigen Medizinstudenten einst das Gesundheitssystem prägen wird.

Dass die klinische Obduktion leise von der Bühne verschwindet, ist seit längerem zu beobachten[1], die Sektionsquoten liegen an den allermeisten deutschen Krankenhäusern im niedrigen einstelligen

---

1 DESTATIS (Hrsg.) DRG-Statistik 2014 - vollstationäre Patientinnen und Patienten in Krankenhäusern. https://www.destatis.de/DE/Publikationen/Thematisch/Gesundheit/Krankenhaeuser/OperationenProzeduren5231401147014.pdf?__blob=pub licationFile (07.02.2016)

Prozentbereich[2]. In unserer Klinik erreichen wir seit Jahren rund 15 %. Wie kommt das? Der „Geist des Hauses" spielt sicher eine Rolle. Was damit genau gemeint ist, wird weiter unten erklärt. Auch die Vorbildwirkung vieler Klinikdirektoren und Oberärzte, übrigens die Studentengeneration von vor 25 Jahren oder mehr, trägt einiges zu dieser vergleichsweise hohen Quote bei. Nicht zuletzt spielen einige strukturelle und organisatorische Besonderheiten des Hauses eine Rolle. Die Bundesärztekammer fordert in ihren (Muster-) Richtlinien über die Befugnis zur Weiterbildung in Gebieten die Autopsie und Demonstration von 30 % der Todesfälle in den befugten Weiterbildungsstätten.[3] Mit dem parallel zu den Sektionszahlen geschrumpften Personalbestand in vielen Instituten für Pathologie sind allerdings >15% kaum zu schaffen. Gemessen am derzeitigen deutschlandweiten Durchschnitt ist das für unsere Klinik ein scheinbares Luxusproblem. Aber es wird es immer schwieriger, selbst diese 15 % zu erreichen und auch ganz praktisch zu bewältigen.

Summa summarum sprechen die deutschlandweiten Zahlen ebenfalls dafür, dass die klinische Obduktion als solche bedeutungslos werden wird, wenn sich die derzeitigen Rahmenbedingungen nicht ändern.

Wäre das ein Problem? Vielleicht sollte man die klinische Obduktion friedlich einschlafen lassen? Möglicherweise ist ihre Zeit einfach vorbei? Jede Ära hat ihre Methoden. Die klinische Obduktion als Methode kam zur Blüte, als das physikalisch-mechanische und das pathomorphologische Denken die europäische Medizin dominierten.[4] Diesen zwei Paradigmen sind seitdem viele neue Spezialdisziplinen und Herangehensweisen hinzugekommen, die sich jedoch in der Obduktion nicht oder nur eingeschränkt wiederfinden, z.B. Immunologie, Endokrinologie, Genetik, Epigenetik oder die Psychosomatik. Eine Autopsie legt ja bis heute lediglich den sichtbaren Anteil krankhafter Veränderungen offen. Bei nicht sichtbaren Prozessen (z.B. Stoffwechsel- oder Reizleitungsprozessen) stehen die Obduzenten mit leeren Händen da. Die Befürworter verweisen zwar gern darauf, dass wir aus früherer Zeit der Obduktion wichtige Erkenntnisse verdanken: Thrombosen nach Endothelschäden durch bestimmte Venenkatheter, Analgetikanephropathie oder AIDS etc. Es stellt sich allerdings die Frage, ob unter heutigen Bedingungen solche Erkrankungen überhaupt noch systematisch im Seziersaal entdeckt würden. Sollte man also in Zukunft vielleicht doch alle Verstorbenen durch das CT fahren, nachts wenn wenig los ist? Oder in Bezug auf die Obduktion umdenken, sie wiederentdecken und stärken, solange es keine bessere Methode gibt?

Als Medizinischer Präparator ist der Autor in dieser Thematik natürlich nicht neutral. Die angeführten Fakten, Thesen und Argumente sollten für die Pathologie selbstverständlich sein, aber auch

---

2 Brinkmann, B, Du Chesne, A., Vennemann, B, Aktuelle Daten zur Obduktionsfrequenz in Deutschland. Dtsch Med Wochenschr. 2002; 127: 791-5.
3 Bundesärztekammer (Hrsg.). Tätigkeitsbericht. Dokumentation zum 116. Deutschen Ärztetag. Entschließungen zum Tagesordnungspunkt VI.
Deutsches Ärzteblatt, Jg. 110, Heft 25, 21. Juni 2013, S. A1280
4 Vgl. Bauer, A.W. Gesundheit als normatives Konzept in medizintheoretischer und medizinhistorischer Perspektive. In: Bienderra, I., Weeren, M. (Hrsg.) Gesundheit – Gesundheiten? Königshausen & Neumann, Würzburg 2009, S. 44

Selbstverständlichkeiten wollen von Zeit zu Zeit ausgesprochen werden, um im Gedächtnis zu bleiben und um sich ihrer zu vergewissern. Für ein Dienstleistungs- und Querschnittsfach wie die Obduktions-Pathologie ist das Vergewissern ein wichtiger Punkt. Es wäre ja möglich, dass in den Pathologie-Kellern gar nicht bemerkt wird, ob seit Jahrzehnten vertretene Glaubenssätze „draußen" als veraltet gelten. Gilt denn beispielsweise der Satz noch: Je höher die Sektionsquote umso besser (für) das Krankenhaus? Werden im Seziersaal noch die Antworten geliefert, die die Kliniker von uns erwarten?

Warum gibt es so viele unterschiedliche Bezeichnungen für die „kalte Chirurgie"?

Allein in den Begrifflichkeiten stecken sowohl sehr viel alltäglich erkennbare Unsicherheit, als auch Stoff zum Nachdenken.

Was sich im Seziersaal nicht abspielt, ist eine Sectio. Diese Bezeichnung ist in der Medizin reserviert für den Kaiserschnitt (Sectio caesaria) nach ICD O60 bzw. O82.

Der Begriff „Autopsie" setzt sich aus dem Griechischen „autos" (selbst) und „opsi" (Betrachtung, Blick) zusammen, er legt den Schwerpunkt demnach auf das „mit eigenen Augen sehen": Der Pathologe kann nur das diagnostizieren und demonstrieren, was er selbst sieht. Der Kliniker kann im Seziersaal mit eigenen Augen seine Diagnosen überprüfen, der Chirurg sein Kunstwerk, der Radiologe sein Bild. Hinterbliebene können sich in der Pathologie mit eigenen Augen davon überzeugen, dass der Verstorbene tatsächlich tot ist, friedlich ruht und durch die Autopsie nicht entstellt wurde. Für die Trauerbewältigung ist das anerkannt wichtig.

Der Begriff „Sektion" ist abgeleitet vom lateinischen „secare" und bedeutet bekanntlich „schneiden". Er beschreibt damit das aktive Tun, die Prozedur als solche. Zwei Personen stehen dafür zunächst 2-3h lang im Saal und sezieren. Damit ist es aber noch lange nicht getan. Im Anschluss an das Schneiden wird ein ausführliches Sektionsprotokoll erstellt, in dem sämtliche aufgefundenen Veränderungen festgehalten werden, auch vermeintlich unwichtige. Es ist die Basis für den späteren Bericht an die Klinik. Die präparierten Organe werden möglichst rasch dem Kliniker demonstriert und der finale Krankheitsverlauf diskutiert. Innerhalb der nächsten 1-2 Werktage folgt ein vorläufiger Bericht an die klinischen Ärzte, denen der Fall zu diesem Zeitpunkt noch präsent ist. Nach der abschließenden histologischen Untersuchung wird der endgültige Sektionsbericht verfasst, der die klinische Vorgeschichte mit den morphologischen Befunden korrelieren soll. Hinter jeder Sektion stecken bei dieser Vorgehensweise insgesamt mindestens 12-15 Personenstunden, je nach Schwierigkeit des Falles. Das erklärt auch, warum es mitunter länger dauern kann, bis der endgültige Sektionsbericht fertiggestellt ist: Die alltägliche Befundung für die lebenden Patienten beansprucht seitens der Pathologen viel Zeit und hat in jedem Fall Vorrang. Alle Arbeitsschritte der klinischen Obduktion, die dem vorläufigen Bericht folgen, werden im Zweifelsfall aufgeschoben.

Das Wort „Obduktion" stammt ebenfalls aus dem Lateinischen. „Obducere" wird mit „verhüllen, bedecken" übersetzt. Das soll sich lt. Duden auf das Bedecken der Leiche mit einem Tuch beziehen.[5] Es ist im öffentlichen Raum üblich, einen Leichnam vollständig mit einem Tuch zu bedecken, um ihn vor neugierigen Blicken zu schützen. Im nichtöffentlichen Bereich eines Instituts für Pathologie ist das unnötig. Im praktischen Arbeitsalltag hat es zudem einige Nachteile, dass verstorbene Patienten nicht selten in das vollständige Bettzeug eingewickelt in das Kühlfach eingebracht werden. Verstorbene sollten idealiter nur mit einem Laken bis zum Kinn zugedeckt werden, erst recht nach einer Obduktion. In unserer Klinik werden Aufbahrungen in kosmetisch problematischen Fällen in Absprache mit den Hinterbliebenen ganz bewusst erst nach der Obduktion durchgeführt. In manchen Fällen wird eine Aufbahrung überhaupt erst durch eine vorherige Obduktion ermöglicht. Obducere bedeutet aber auch „vorführen"[6], die Obduktion sollte heutzutage regelmäßig das Vorführen der präparierten Organe, also die Organdemonstration einschließen.

Die Organdemonstration ist der am meisten unterschätzte Teil der gesamten Sektionsprozedur. Nicht aus dem Schneiden und nicht aus dem Sektionsbericht sondern aus der Organdemonstration ziehen alle Beteiligten den schnellsten und größten Nutzen. Warum? Pathologen erfassen unmittelbar den körperlichen Endzustand eines Menschen. Die klinischen Ärzte haben den Weg dorthin begleitet und dokumentiert. Dabei wurden sie von den Spezialisten (z.B. Radiologen, Labormedizinern etc.) unterstützt. Der Sektionsbericht wäre ohne gemeinsame Organdemonstration lediglich die subjektive Zusammenfassung des letalen Krankheitsverlaufs durch einen einzelnen Beteiligten (den Pathologen). Er basierte ausschließlich auf seinen selbst erhobenen Befunden und allen ihm zugänglichen klinischen Informationen. Was nicht dokumentiert wurde, fließt in den Sektionsbericht nicht ein. Zudem ist es ein weit verbreitetes Problem, dass Sektionsberichte oft erst Wochen oder gar Monate nach der Obduktion abgeschlossen und versandt werden, wenn sich die Kliniker kaum noch an den Fall erinnern. Ein signifikanter Lerneffekt ist aus Obduktionen so nicht zu erwarten. Eine Organdemonstration ist das eigentliche final audit: Diskutiert werden hier zusätzlich zu den bekannten Daten auch die nirgends dokumentierten Informationen, persönliche Eindrücke über den Patienten, Arbeitsdiagnosen, Entscheidungskriterien etc., also das, was zwischen den Zeilen steht. Davon profitieren alle Anwesenden sofort: Pathologen, Kliniker, Spezialisten und **immer** die nachfolgenden Patienten.

In vielen Kulturen und Religionen gibt es das Bild von den Blinden die jeder einen anderen Teil eines Elefanten betasten und ihn bewerten. Jeder der Blinden erfasst nur einen Teil der Realität und kommt dabei zu völlig unterschiedlichen Schlussfolgerungen. Jeder der Blinden „wäre glücklich, wenn er das Ganze, eben den Elefanten, sehen könnte. Er würde mit einem Schlage seinen eigenen Befund des

---

5 Http://www.duden.de/rechtschreibung/Obduktion. 01.01.2016
6 Http://www.gottwein.de/LaWk/La01.php?qu=obducere&ab=Hui. 01.01.2016

Betastens verstehen, ihn in das ganze Bild einordnen können."[7,8] Die Organdemonstration bietet allen Anwesenden das ganze Bild, den kompletten Elefanten.

Im deutschsprachigen Raum ungebräuchlich ist „Nekropsie", welches sich aus dem griechischen „nekrós" (tot) und „opsi" (Betrachtung, Blick) an sich sehr treffend zusammensetzt. Das sprachliche Gewicht liegt hier auf Tod und Vergänglichkeit, sprich Fäulnis. Sie kann das Sehen („opsi") des Pathologen erheblich beeinträchtigen und die Aussagekraft der Obduktion entscheidend vermindern. Die Fäulnisgeschwindigkeit kann u.U. trotz Kühlung außerordentlich hoch sein. Welche praktische Konsequenz folgt daraus? Wenn ein Patient verstirbt, dann läuft die Uhr. Je weniger Zeit bis zur Obduktion verstreicht, desto klarer wird ihr Ergebnis ausfallen. Die rechtlichen Voraussetzungen zur klinischen Obduktion sollten darum möglichst rasch geklärt werden, weil organisatorische Faktoren an vielen Krankenhäusern für genug Verzögerungen bis zum Sektionsbeginn sorgen. Die Ergebnisqualität der Obduktion hängt somit auch von der Schnelligkeit der Kliniker ab.

Der angloamerikanische pragmatische Begriff „post mortem" fügt dem Thema einen letzten Aspekt hinzu: Der Verstorbene hat es, wie man so schön sagt, „hinter sich", nicht selten nach einem längeren Leidensweg. In solchen Fällen lehnén Hinterbliebene den Wunsch nach einer Obduktion oft ab mit der Begründung, der Verstorbene habe nun genug gelitten. Nach vielfacher persönlicher Erfahrung lassen sich doch gelegentliche Sinneswandel bewirken, wenn man den Angehörigen vermittelt, dass das Leid und die Schmerzen ja nun zum Glück beendet sind und im Nachhinein noch einen Sinn erfahren können, wenn der Leichnam den Ärzten wichtige Informationen liefert und dadurch den nächsten Patienten besser geholfen werden kann. Dazu gibt es sogar eine Studie, in deren Ergebnis die vermeintlich ablehnende Haltung der Bevölkerung zur klinischen Obduktion eben nicht als Hauptgrund für die niedrigen Sektionsquoten gelten könne.[9]

Warum wäre es ein Riesenfehler, die klinische Obduktion einschlafen zu lassen?

Aber wozu die begriffliche Haarspalterei? Die klinische Obduktion ist vielerorts bereits eine marginalisierte Prozedur mit ungewisser Zukunft. Sie erfolgt meist auf freiwilliger Basis, ist im Krankenhaus nicht standardmäßig verankert und sie erlöst kein DRG-Entgelt. Insbesondere der letzte Punkt wiegt heutzutage natürlich schwer. Es gibt zwar momentan Bestrebungen, dieses Faktum zumindest teilweise zu ändern, die entsprechenden Vorbereitungen des InEK zur Umsetzung der

---

7 Williams, M.J., Peery, T.M. The autopsy, a beginning, not an end. Am J Clin Path 69 (1978), 215-216 (zit. nach Becker, V., FN1)
8 Https://de.wikipedia.org/wiki/Die_blinden_M%C3%A4nner_und_der_Elefant. 30.01.2016
9 Vgl. Kahl, A. Klinische Sektionen: Umfrage zeigt allgemeine Zustimmung. Dtsch Arztebl 2010; 107(50): A-2492 / B-2166 / C-2122

Änderungen des Krankenhaus-Entgeltgesetzes sind im Gange. Es ist zum jetzigen Zeitpunkt aber noch nicht abzusehen, ob und wie sich das schlussendlich in Euro und Cent auswirken wird.[10]

Das DRG-System spielte vor 100 Jahren, zur größten Blütezeit der klinischen Obduktion noch keine Rolle. Allerdings hatten Sektionen damals andere Aufgaben als heutzutage. Es ging im Wesentlichen um die Aufdeckung von Erkrankungen, die zu Lebzeiten des Patienten nicht diagnostiziert worden waren und um das Erkennen, Beschreiben und Systematisieren neuer Krankheitsbilder. Aus dieser Zeit stammt wahrscheinlich das Bild von den Pathologen als „postmortalen Klugschwätzern". Diesem hohen Anspruch können Obduzenten heute nur noch selten genügen, denn dank modernster Diagnostik weiß der Kliniker ja sehr viel mehr über den Patienten als früher. Die verbale Retourkutsche eines Pathologen warnt die Kliniker dann auch vor einem „diagnostischen Allmachtsgefühl", welches die Obduktion scheinbar entbehrlich macht.[11] Es geht heutzutage bei der klinischen Obduktion weniger darum, neues Wissen über den Patienten zu generieren. Vielmehr sollen bereits bekannte Befunde beleuchtet, klinische Arbeitsdiagnosen überprüft und absehbare Krankheitsverläufe nachvollzogen werden. Außerdem lassen sich die Wirkungen und Nebenwirkungen von erprobten und neuen Therapien, Verfahren und Medikamenten beurteilen und langfristig der therapeutisch bedingte Gestaltwandel von Krankheitsbildern verfolgen.

Ganz grundsätzlich erfüllt die Obduktion seit jeher die Funktion, jede ärztliche Behandlung und jeden medizinischen Erkenntnisfortschritt zu begleiten und zu reflektieren. Eine Heilkunde, die nach dem Tod eines Patienten Ihre neuesten Behandlungsmethoden nicht routinemäßig überprüft, vermeintliche Misserfolge nicht mehr hinterfragt und Möglichkeiten verschenkt, aus Fehlern zu lernen, ist eigentlich unvorstellbar. Die moderne Medizin spezialisiert sich immer mehr auseinander, behandelt den Patienten immer kleinteiliger nach Laborwerten, nach grauen oder bunt eingefärbten Bildern oder anhand winziger Probestücke. Wer kalibriert die Laborwerte? Wer verifiziert die vielen Bilder? Wer zieht das Therapiefazit, das alle beteiligten Behandler wieder zusammenführt? Es sei an das Bild von den Blinden und dem Elefanten erinnert. Und in einem Punkt besteht allgemeine Einigkeit, sowohl in der Literatur als auch unter Praktikern: Es gibt im Jahr 2016 noch keine gleichwertige oder gar bessere Alternative zur klassischen Obduktion, zumindest nicht in der alltäglichen Praxis. Vielversprechende radiologische Verfahren wie z.B. virtopsy sind teure Leuchttürme, die bislang nicht flächendeckend zum Einsatz kommen.[12]

---

10 Vgl. Institut für das Entgeltsystem im Krankenhaus (InEK) (Hrsg.): Kalkulationsleitfaden zur Kalkulation der Durchschnittskosten von klinischen Sektionen (Sektions-Kalkulation), S.1
11 Vgl. Petros, K., Wittekind, C. Die Obduktion – ein Verfahren der Medizingeschichte? Med Klin Intensivmed Notfmed 109 (2014) S.115-120, S.118
12 Vgl. z.B. Burton EC, Mossa-Basha M. To image or to autopsy? Ann Intern Med. 2012;156(2):158–159.

Für alle medizinischen Berufe ist eine klinische Obduktion mit keinem Nachteil, dafür aber mit etlichen Vorteilen verbunden. Es gibt keine Verlierer, sondern viele Gewinner im Bemühen um eine hohe Sektionsquote. Am unmittelbarsten profitieren die klinischen Ärzte, gemäß der alten Medizinerweisheit: „Wenn Ärzte nicht an Toten lernen, dann lernen sie an Lebenden – und das kann Tote geben!"

Klinische Ärzte bekommen im Seziersaal ganz überwiegend Bestätigung für Ihre Diagnosen – und wer wird nicht gern gelobt. Aber auch diagnostische oder therapeutische Misserfolge bleiben nicht aus. Sie prägen sich als Bild bei der Organdemonstration umso nachdrücklicher ein, bleiben als Differentialdiagnose im Gedächtnis und fördern die Fähigkeit zu Reflexion und Selbstkritik. In diesem Zusammenhang ist auch der erwähnte therapeutisch bedingte Gestaltwandel von Krankheiten ein wichtiger Punkt. Durch neuartige OP-Techniken, moderne Therapien oder hochwirksame Medikamente verlaufen Krankheiten eben nicht mehr wie im Lehrbuch und produzieren auch veränderte pathomorphologische Bilder. Besonders eindrucksvoll lässt sich dieses Phänomen in der modernen Intensivmedizin beobachten: Immer öfter fehlt es im Seziersaal an der konkreten, morphologisch fassbaren Todesursache, wenn die Patienten im „Multiorganversagen" versterben. Hier gilt es auch für Kliniker, ständig auf dem Laufenden zu bleiben. Insgesamt bietet ein regelmäßiger resümierender Rückblick im Seziersaal die Chance, diagnostische Fähigkeiten zu verbessern. Wertvoll für das eigene ärztliche Ethos ist die Erweiterung des Erfahrungsschatzes in Bezug auf die Übergangsphase vom Leben zum Tod. Im Seziersaal lernt man nämlich auch, Zeichen zu erkennen, wann medizinische Maßnahmen dem Patienten nicht mehr nützen, sondern ihn belasten.[13]

Unbestritten profitiert auch Pflegepersonal von der Teilnahme an Obduktionen und Organdemonstrationen. Nach einer längeren intensiven Betreuung eines Patienten ist das Überprüfen der Pflegediagnosen mit eigenen Augen sehr instruktiv. Ein Bild sagt mehr als 1000 Worte. Außerdem wirkt das Pflegepersonal nicht selten als Multiplikator gegenüber Angehörigen in Bezug auf die Einstellung zur klinischen Obduktion. Wenn es hier schon eine positive Grundhaltung gibt, dann wird das Arztgespräch mit den Hinterbliebenen dadurch erleichtert.

Pathologen haben erkannt, dass es Defizite beim Heranführen von Medizinstudenten und jungen Ärzten an die Obduktion gibt.[14] Im Zuge der Reformen des Medizinstudiums wurden die morphologischen Lehrinhalte reduziert zugunsten von punktuellem Spezialwissen. Pathologie-Seminare beschäftigen sich nicht mehr mit dem Sinn einer klinischen Obduktion sondern vielmehr mit

---

13 Vgl. Friemann, J. Klinische Obduktionen. Praktisches Vorgehen, rechtliche Grundlagen und ethische Überlegungen. Pathologe 2010 · 31:256–267
14 Vgl. Petros, K., Wittekind, C. (FN 11)

ausgewählten histologischen Befunden. Für die spätere berufliche Tätigkeit der meisten Ärzte ist jedoch das Verstehen der Zusammenhänge zwischen Struktur und Funktion und das Erleben der realen Anatomie weitaus wichtiger. Jede selbst erlebte Obduktion fördert diesen Effekt. Dabei kommt es anfangs gar nicht so sehr darauf an, jeden Obduktionsfall pathologisch-anatomisch und epikritisch bis ins Detail zu durchdringen. Vielmehr geht es darum, die Möglichkeiten und Grenzen der Obduktion kennenzulernen. Prinzipiell sollten die künftigen Mediziner verinnerlichen, dass es sich um eine generelle Maßnahme der Qualitätssicherung und der ärztlichen Selbstkontrolle handelt, also um eine ständige Selbstverständlichkeit, nicht um eine seltene Ausnahme.

Beinahe jedes Krankenhaus beschäftigt heute eigene Juristen, die sich um Risiken und Nebenwirkungen, Kunstfehler und Komplikationen, Vorwürfe und üble Nachrede, mögliche Falschkodierungen und sonstige rechtliche Krankenhausprobleme kümmern. Wenn derlei Fragestellungen im Zusammenhang mit einem Sterbefall stehen, dann beugt die Obduktion jedem nachträglichen Vorwurf der möglichen Vertuschung vor. Eine unterlassene Obduktion hingegen „kann die Ursache dafür sein, daß ein Anschuldigungsfall gar nicht zu klären ist." Ein Obduktionsprotokoll ist „überprüfbares Beweismaterial"[15] Offene oder zunächst unausgesprochene Vorwürfe werden durch Hinterbliebene häufig erst Tage oder Wochen nach dem Tod vorgebracht, wenn die erste Trauerphase überwunden ist und Raum freigibt für Bewältigungsstrategien. Ein routinemäßiges informierendes Angehörigengespräch über eine Obduktion durch die behandelnden Ärzte dient in diesem Sinne auch der Rechtssicherheit. Die Mühe für ein solches Gespräch ist gering, verglichen mit dem Aufwand, späteren Vorwürfen oder übler Nachrede begegnen zu müssen. Im Sinne der Rechtspflege und der juristischen Reputation einer Klinik sorgt eine hohe Sektionsquote für eine Atmosphäre der maximalen Transparenz und erleichtert den Juristen im Streitfall die Arbeit, nutzt also auch ihnen.

Einer weiteren Gruppe sind Obduktionen von Nutzen, nämlich den Mitarbeitern der Verwaltung und des Controlling. Zu deren Aufgaben gehört es u.a., die laufenden Kosten zu kontrollieren. Da wären zum einen die Selbstkosten einer klinischen Obduktion. Die sind vergleichsweise gering, belaufen sich im deutschen Gesundheitswesen auf ca. 1.300 €.[16] Kaum ein Verfahren im Krankenhaus liefert mit so einfachen Mitteln in so kurzer Zeit bei so geringen Kosten so umfassende Ergebnisse. Die Sektion selbst braucht keine teuren High-Tech-Geräte und keine Spezialinstrumente. Ein weiteres Absinken der Sektionsquoten hätte also nur geringe Einspareffekte zur Folge. Umgekehrt wären steigende Sektionszahlen für relativ wenig Geld zu haben. Dem gegenüber stehen die Krankenhauskosten, die durch Obduktionen beeinflusst werden können, die aber nicht genau zu quantifizieren sind. Es ist z.B. anerkanntes Wissen, dass Ärzte, die unter ständiger pathologisch-anatomischer Schulung stehen, also

---

15 Vgl. Becker,V. Die klinische Obduktion: Not und Notwendigkeit. perimed Fachbuch-Verlagsgesellschaft mbH 1986 , S.45
16 lt. Kalkulation des Bundesverbandes Deutscher Pathologen (BDP) vom Juli 2016, übereinstimmend mit Kalkulationen in der Klinik des Autors

regelmäßig Organdemonstrationen oder M&M-Konferenzen[17] besuchen, die schnelleren und besseren Diagnostiker sind.[18] Überdies können seit der Einführung des DRG-Systems „ … [D]ie durch eine Obduktion neu aufgedeckten Neben- und Hauptdiagnosen … nicht selten zur Erhöhung der Entgeltberechnung der Krankenhäuser führen, was von erheblicher finanzieller Bedeutung sein kann."[19] „Außerdem gehen die Obduktionen in künftige Kalkulationen der DRGs ein und wirken damit, wenn auch mit einer zeitlichen Verzögerung von zwei Jahren, budgeterhöhend."[20] Die klinische Obduktion zählt zwar noch nicht zu den Qualitätsindikatoren des Gemeinsamen Bundesausschusses nach §137a SGB V. Bei der Zertifizierung von Krankenhäusern werden aber bereits jetzt Fragen zur Obduktionsfrequenz und zur Verwendung von Obduktionsergebnissen als Methoden der internen Qualitätssicherung angesehen.[21] Alles in allem ist die Obduktionspathologie eben nicht der überflüssige Kostgänger, als der sie im ökonomischen Blickwinkel vieler Krankenhaus-Verwaltungen immer noch gesehen wird, sondern sie kann auch wirtschaftlich von Nutzen sein.

Es soll zuletzt nicht unerwähnt bleiben, dass Autopsien natürlich auch denjenigen nutzen, die sie ausführen, nämlich den Ärzten und Präparatoren in der Pathologie. Würde Rudolf Virchow heute aus seinem Grab auferstehen, wäre er nicht in der Lage, den Casus eines herzchirurgisch oder intensivmedizinisch behandelten Patienten umfassend zu beurteilen. Vermutlich besser als die meisten heutigen Obduzenten könnte er jedoch mit bloßem Auge feinste Organ- und Gewebeveränderungen erkennen und bewerten. Die Obduktionspathologie ist ein stark erfahrungsbasiertes Gebiet, d.h. die Qualität, die den Klinikern geliefert werden kann, hängt unmittelbar von den Fallzahlen ab. Je erfahrener ein Obduzent ist, je mehr er gesehen hat, desto kompetenter kann er die Fragen des Klinikers beantworten. Dafür muss er aber auch regelmäßig „trainieren", die Gelegenheit bekommen, auf dem aktuellsten Stand der medizinischen Behandlungsrealität zu bleiben. Neue Verfahren, moderne Medizintechnik und neuartige Medikamente müssen immer kritisch begleitet werden, auch und gerade im Seziersaal. Dies kann die Obduktionspathologie aber nur dann leisten, wenn sie nicht nur gelegentlich, anlässlich unklarer Todesfälle, sondern regelmäßig in Anspruch genommen wird.

---

17 Morbiditäts- und Mortalitätskonferenz zur Besprechung von Todesfällen, Zwischenfällen oder Komplikationen
18 Becker, V. (FN 1), S. 17
19 Vgl. Krukenmeyer, M.G. et al. Notwendigkeit der Obduktionssteigerung durch Einführung der DRGs. Der Pathologe 28 (2007), Issue 4, S 294-298
20 Petros, K., Wittekind, C. (FN 11), S.119
21 Vgl. Friemann, J. (FN 4), S.263

Der eingangs geschilderte Niedergang der klinischen Obduktion lässt sich auf viele Ursachen zurückführen, die hier nicht erneut thematisiert werden sollen.[22] Das Ziel einer Renaissance der klinischen Obduktion und einer dazu notwendigen nachhaltigen Anhebung der Sektionszahlen und – qualität lässt sich mit dem Blick nach vorn besser erreichen als mit der wiederholten Analyse vergangener Zeiten. Damalige Entwicklungen sind geschehen und lassen sich nicht mehr rückgängig machen. Aus der Betrachtung der gegenwärtigen Situation ergeben sich genügend mögliche Ansatzpunkte für positive Veränderungen in der Zukunft.

Organisatorische Ansatzpunkte

Medizinstudenten, PJ-ler und junge Assistenzärzte sollten im Klinikalltag so früh und oft wie möglich in die klinische Obduktion eingewiesen und einbezogen werden, um sie als alltägliche und übliche Prozedur zu erfahren. Das beginnt schon beim Gespräch mit den Hinterbliebenen.

Im Krankenhausalltag bietet sich oftmals nur eine einzige Gelegenheit, den Dialog mit Hinterbliebenen zu führen, nämlich unmittelbar im Zusammenhang mit der Übermittlung der Todesnachricht. Dieser Umstand ist ganz entscheidend für die geringen Sektionsquoten, denn ein solches Gespräch gehört nachvollziehbar zu den unbeliebtesten Aufgaben eines Arztes, wird doch immer noch der Tod häufig als eine Art „ärztliches Versagen" empfunden. Man muss schon sehr vom Nutzen der klinischen Sektion überzeugt sein, wenn man sie bei einem womöglich nächtlichen Anruf bei der womöglich fassungslosen Familie überhaupt thematisiert, dabei dem Drang widersteht, das unangenehme Gespräch möglichst rasch hinter sich zu bringen und dann auch noch die angemessenen Worte findet, dieses vom womöglich unbekannten Gesprächspartner womöglich als unerhört empfundene Ansinnen der Klinik zu begründen. Womöglich war der verstorbene Patient dem zufällig nachts Dienst habenden, mit der Leichenschau beauftragten Kollegen ganz unbekannt. Womöglich konnte in der Nacht die Familie nicht erreicht werden, so dass die heikle Aufgabe mit der Dienstübergabe einem anderen Arzt zukommt. Im Tagesgeschäft sollten die Verantwortlichkeiten für das Angehörigengespräch klar geregelt und dokumentiert werden. Viele potentielle Obduktionen kommen allein deshalb nicht zustande, weil niemand sich dafür zuständig fühlt, mit der Familie darüber zu sprechen. Dabei sind Angehörige einer vernünftigen Argumentation durchaus zugänglich [23] und die theoretische Zustimmungsrate zur klinischen Obduktion innerhalb der Bevölkerung ist höher, als es die tatsächlich dokumentierte Widerspruchsrate glauben macht. Ein angehender Arzt sollte frühzeitig mit derlei Gesprächssituationen vertraut gemacht werden, gerade weil sie mit so vielen Unsicherheiten behaftet sind.

---

22 siehe z.B. Sulik, J. Die Wiederentdeckung der Methodenvielfalt bei der Präparation des Herzens als ein Mittel zur Verbesserung der Befundqualität der klinischen Obduktion. Bachelor-Thesis 2014, München, GRIN Verlag, S.10-12, http://www.grin.com/de/e-book/335393/das-herz-als-schluesselorgan-der-klinischen-obduktion-sektionstechniken. 05.11.2016
23 siehe z.B. Kahl, A. (FN 9), S. A-2492 / B-2166 / C-2122

Die einzelnen Bundesländer regeln die Genehmigung bzw. die Ablehnung einer Sektion durch die Angehörigen des Verstorbenen in unterschiedlicher Weise. Wenn es keine eindeutige Willensäußerung des Verstorbenen zur eigenen Obduktion gibt (beispielsweise im Krankenhausaufnahmevertrag oder in einer Patientenverfügung), dann empfiehlt sich unabhängig von der aktuellen Rechtslage immer der Dialog mit der Familie, um eine Entscheidung im Konsens zu finden. Es nutzt weder dem Ansehen der Klinik noch der Reputation der Obduktion, wenn sie zwar rechtlich legal aber ohne Wissen oder gegen den Willen der Familie durchgeführt wird. Dieser Dialog ist meist die einzige Chance, die Zustimmung zu einer klinischen Sektion zu erhalten, deshalb sollte hier besondere Sorgfalt aufgewendet werden. Formulierungen wie „Ich muss Sie das jetzt fragen ..." oder „Wünschen Sie (etwa) eine Obduktion?" verraten die negative oder gleichgültige Einstellung des Fragenden zur Obduktion und programmieren den Misserfolg schon vor. Natürlich liegt es im Interesse des Krankenhauses und im beruflichen Selbstverständnis des behandelnden Arztes, bei Patienten und Angehörigen den Eindruck von fachlicher Kompetenz und diagnostischer Gewissheit zu hinterlassen und evtl. vorhandenen eigenen Zweifeln oder Unsicherheit zumindest nach außen hin keinen Raum zu geben. Gleichzeitig wird nichts und niemand beschädigt, wenn man in das Gespräch einfließen lässt, dass es 100%ige Gewissheiten in der Medizin selten gibt, dass man aus jeder Obduktion etwas lernen kann und die Erkenntnisse aus Obduktionen immer den nachfolgenden Patienten zu Gute kommen. Falls die Verweildauer im Krankenhaus für eine klärende Diagnostik und erfolgreiche Therapie einfach zu kurz war, so dass Hauptleiden und Todesursache nur durch eine Obduktion aufgedeckt werden können, kann das ebenfalls offen ausgesprochen werden. Langfristig ist ein solches Vorgehen ehrlicher und zielführender, als Verdachtsdiagnosen oder Arbeitshypothesen zur vermeintlichen Gewissheit zu erklären, um sich „Ärger" zu ersparen und Hinterbliebene zu beruhigen. Zu einem solchen Gespräch gehört es auch, immer wiederkehrenden Befürchtungen von Angehörigen proaktiv zu begegnen und mögliche Einwände zu entkräften. So kann regelmäßig darauf hingewiesen werden, dass eine klinische Obduktion für die Hinterbliebenen grundsätzlich kostenfrei ist, die Bestattung nicht verzögert, eine Verabschiedung am offenen Sarg nicht ausschließt und ihre Resultate der Familie übermittelt werden können.

Manche Krankenhäuser führen interne Weiterbildungen zu den Themen ärztliche Leichenschau, Todesbescheinigung, interne Abläufe bei Sterbefällen, Sektionsrecht und Gesprächsführung mit Angehörigen durch, die den weiter oben erwähnten Mangel in der Lehre wenigstens zum Teil ausgleichen. Bestandteil von Konzepten zur ständigen internen Fort- und Weiterbildung könnte es sein, solche Veranstaltungen regelmäßig anzubieten sowie Sektionen und Organdemonstrationen für alle interessierten medizinischen Mitarbeiter zugänglich zu machen.

Falls Kliniken dauerhaft höhere Sektionsquoten anstreben, ist es empfehlenswert, eine organisatorisch selbständige Abteilung mit den Verantwortlichkeiten und Kompetenzen sowie dem entsprechenden Personal einzurichten, die dann für die Umsetzung all der genannten Punkte zuständig ist. [24]

Zusätzlich zu den organisatorischen Maßnahmen ließe sich die Zahl der Sektionen auch durch eine Erhöhung der klinischen Nachfrage steigern.

Nachfrage nach Sektionen ist Ausdruck eines Bedarfs, der sich aus der generellen Neugier speist, den Dingen auf den Grund zu gehen. Vor allem junge Assistenzärzte am Beginn ihrer beruflichen Karriere im Krankenhaus müssten neugierig, wissensdurstig, erfahrungshungrig sein. Dazu allerdings bekommen sie im Klinikalltag oft nicht die nötigen (zeitlichen) Freiräume. Stattdessen müssen sie zuerst lernen, mit einer hohen Arbeitsbelastung fertigzuwerden, möglichst effizient zu agieren und dabei dringendes von scheinbar unwichtigem zu trennen. Auf Sterbefälle bezogen heißt das: Die ärztliche Leichenschau ist eine Dienstpflicht, ein ausführliches Angehörigengespräch zählt zur Kür, die klinische Sektion stillt die vermeintlich persönliche Neugier, für die im Alltagsgeschäft i.d.R. keine Zeit übrig bleibt, es sei denn, der Vorgesetzte bestimmt etwas anderes. Gerade unerfahrene Ärzte bräuchten jedoch Zeit und Unterstützung, ihr berufliches Tun zu reflektieren und aus Erfolgen und Misserfolgen zu lernen, um sich weiterzuentwickeln. Wie weiter oben gezeigt wurde, dient die klinische Obduktion genau diesem Zweck.

Für den erfahrenen klinischen Arzt mit geringerem Neugier-Pegel muss ein persönlicher (Wissens-) Gewinn durch jede einzelne Obduktion unmittelbar spürbar werden, der für Ihn Anreiz ist, sich weiterhin regelmäßig aktiv um Obduktionen zu bemühen. Wie könnte die Obduktionspathologie einen solchen Wissensgewinn generieren, den Arzt gewissermaßen ständig aufs Neue „belohnen"? Zuvorderst ist es notwendig, die Prozedur der klinischen Obduktion insgesamt auf ein zeitgemäßes Niveau zu bringen. Es ist an dieser Stelle selbstkritisch einzuräumen, dass das anachronistische Image der Obduktion nicht unberechtigt ist. Die Sektionsprozedur muss dringend modernisiert werden, denn "[d]ie Pathologen arbeiten weitgehend immer noch mit Methoden [und Abläufen] des 19. Jahrhunderts, während Ihre klinischen Partner moderne Verfahren des 20. und 21. Jahrhunderts anwenden ..."[25] Überliefert ist die Aussage eines norwegischen Pathologen, wonach in einigen Seziersälen die größte Neuerung der letzten 100 Jahre in der Einführung von Einmal-Handschuhen bestand.[26]

Denkbar wäre beispielsweise eine stärkere Personalisierung jeder einzelnen Obduktion. Gerade bei längeren oder mehrmaligen Aufenthalten eines Patienten quillt die elektronische Patientenakte im

---

24 siehe z.B. Haque et al.: The Decedent Affairs Office. JAMA 1991; 266: 1397-1399 oder Sinard et al.: Quality Improvement on an Academic Autopsy Service. Arch Pathol Lab Med. 2001;125:237–245
25 Meyer, R. Prof. em. Dr. med., FA f. Pathologie, Deutsches Herzzentrum Berlin, E-Mail vom 12.01.2014
26 Jan Vincents Johannessen et al. 1979. zit. in „The Autopsy-Medical Practice and Public Policy" by Rolla B. Hill and Robert E. Anderson; Butterworths 1988, Seite 175

Krankenhaus-Informationssystem geradezu über. Diese vorhandenen klinischen Informationen (Vorgeschichte, Medikation, Ergebnisse von Voruntersuchungen, Verläufe früherer Klinikaufenthalte etc.) müssten stärker als bisher einbezogen und im abschließenden Sektionsbericht kritisch reflektiert werden. Möglich wären auch ergänzende radiologische Untersuchungen an Verstorbenen, wenn sie für einen höheren Erkenntnisgewinn sinnvoll sind. Zusätzlich steckt noch großes Verbesserungspotential in den Abläufen außerhalb des Seziersaals. Eine Autopsie muss im Endeffekt ein attraktives Gesamtpaket sein, auf das der Kliniker gern zurückgreift.

Nicht zu unterschätzen ist schließlich die Art, wie Sektionsergebnisse kommuniziert werden. Schon die Organdemonstration kann für alle Beteiligten ein Highlight werden, wenn sie entsprechend gestaltet wird. Der Obduzent bekommt die Chance, das Ergebnis von mehreren Stunden hochspezialisierter Arbeit zu präsentieren. Wenn er dies in einer kollegialen Weise tut, die den Kliniker fesselt und begeistert, nicht etwa herablassend oder besserwisserisch, dann sichert er die zukünftige klinische Nachfrage. Wirklich jede Obduktion bietet, wenn schon keine lehrbuchhaften Befunde, wenigstens ein interessantes Detail. Umgekehrt hinterlässt auch die eindrucksvollste Morphologie beim Kliniker keinen bleibenden Eindruck, wenn sie unmotiviert präsentiert wird. Der Kliniker erhält die Möglichkeit, den Patienten mit seinen Krankheitssymptomen morphologisch zu reflektieren, sich den Krankheitsverlauf noch einmal zu vergegenwärtigen, die Behandlung zu bestätigen oder zu hinterfragen, Schlussfolgerungen für sich zu ziehen und evtl. noch offene Fragen zu klären. Es erleichtert den Informationsaustausch und erhöht den Gewinn, wenn spezielle Fragestellungen bereits vor der Obduktion (z.B. auf dem Sektionsantragsformular oder telefonisch) übermittelt werden, so dass der Gang der Sektion ggf. darauf ausgerichtet werden kann. Wie ließe sich die Zeitspanne zwischen der Organdemonstration und der Fertigstellung des Berichts signifikant verkürzen? Muss ein klassischer Sektionsbericht so strukturiert sein, wie er das in vielen Instituten schon seit Jahrzehnten ist oder wäre inzwischen eine andere Form für den Kliniker nutzbringender oder besser auszuwerten? Würden (mehr) Fotos den Sektionsbericht bereichern, seine Aussagen verstärken oder eher vom Text ablenken?

Zu diesen und weiteren Ansatzpunkten müssten Anregungen und Vorschläge der Kliniker gesucht und aufgegriffen werden. Es wäre eine Aufgabe für junge und angehende Pathologen, zusammen mit Präparatoren daraus Ideen zu entwickeln, Konzepte zu erarbeiten, umzusetzen und zu publizieren. Damit der Input durch die Klinik und die Modernisierungsarbeit durch die Pathologie sich gegenseitig überhaupt erreichen, befruchten und verstärken können, muss die klinische Obduktion auf beiden Seiten als alltägliche Normalität behandelt werden, nicht als seltenes Highlight.

Fazit

Eine so archaisch anmutende Prozedur wie die klinische Obduktion ist auch für die moderne Krankenhausmedizin wertvoll. Sie ist de facto alternativlos und erfüllt unzählige Funktionen. Das

Reduzieren auf die bloße Ermittlung der Todesursache wird ihr nicht gerecht. Eine Autopsie im Krankenhaus bietet, um das Bild noch einmal aufzugreifen, den ganzen Elefanten. Die klinische Obduktion war in den letzten 150 Jahren integraler Bestandteil unserer aufgeklärten europäischen Medizin, die ohne sie heute wahrscheinlich anders aussähe. Alle Akteure im Medizinbetrieb, egal welcher Berufsgruppe angehörend, sind direkt oder indirekt, bewusst oder unbewusst mit der klinischen Obduktion verbunden, der Autor sicher sehr direkt und bewusst, Verwaltungsmitarbeiter meist eher indirekt und unbewusst. Das Wissen um die dargestellten Zusammenhänge und Verflechtungen ist es, das unter Krankenhausmitarbeitern den „Geist des Hauses" in Bezug auf die Obduktion ausmacht. In diesem Geist des Hauses sollte es selbstverständlich sein, bei jedem Sterbefall eine Obduktion anzustreben. Nach den Erfahrungen des Autors ist es mit relativ wenigen, leicht durchführbaren Maßnahmen möglich, eine vernünftige Sektionsrate zu erreichen, wenn dies von der Klinik gewollt wird. Letztlich kommt es uns allen zugute. Die Rolle der Obduktion innerhalb der Medizin hat sich im Lauf der letzten 150 Jahre verschoben: Weg von der „letzten, höchsten Instanz", vom Hauptgegenstand des Fachs Pathologie hin zum Methodenangebot im Portfolio des Behandlerteams, zum Dienstleister für die Kliniker und das Krankenhaus. In dieser Rolle sollte sich die Obduktion neu strukturieren und stärker als bisher die Bedürfnisse der behandelnden Ärzte und des Patienten berücksichtigen. Dabei ist ein Spagat zu bewältigen zwischen fachlicher Autonomie und selbstgesetzten Standards einerseits sowie Dienstleistungsverständnis und Teamorientierung andererseits. Denkverbote, alte Gewohnheiten, fachliche Eitelkeiten und berufspolitisches Besitzstandsdenken würden die nötige Neustrukturierung erschweren. Die Pathologie wird sich der Herausforderung stellen müssen, die neue Rolle auszugestalten und den Spagat zu schaffen, wenn die klinische Obduktion nicht als sterbende Kunst preisgegeben werden soll.

Literatur

Bauer, A.W. Gesundheit als normatives Konzept in medizintheoretischer und medizinhistorischer Perspektive.
In: Bienderra, I., Weeren, M. (Hrsg.) Gesundheit – Gesundheiten? Königshausen & Neumann, Würzburg 2009

Becker,V. Die klinische Obduktion: Not und Notwendigkeit.
perimed Fachbuch-Verlagsgesellschaft mbH, Erlangen 1986

Brinkmann, B, Du Chesne, A., Vennemann, B, Aktuelle Daten zur Obduktionsfrequenz in Deutschland.
Dtsch Med Wochenschr. 2002 (127)

Bundesärztekammer (Hrsg.). Tätigkeitsbericht. Dokumentation zum 116. Deutschen Ärztetag.
Entschließungen zum Tagesordnungspunkt VI. in: Deutsches Ärzteblatt, Jg. 110, Heft 25, 21. Juni 2013

Burton EC, Mossa-Basha M. To image or to autopsy?
Ann Intern Med. 2012; 156(2)

DESTATIS (Hrsg.) DRG-Statistik 2014 - vollstationäre Patientinnen und Patienten in Krankenhäusern.
https://www.destatis.de/DE/Publikationen/Thematisch/Gesundheit/Krankenhaeuser/OperationenProzeduren5231
401147014.pdf?__blob=publicationFile (07.02.2016)

Duden. http://www.duden.de/rechtschreibung/Obduktion. 01.01.2016

Friemann, J. Klinische Obduktionen. Praktisches Vorgehen, rechtliche Grundlagen und ethische Überlegungen.
Pathologe 2010 (31)

Haque et al. The Decedent Affairs Office.
JAMA 1991 (266)

Http://www.gottwein.de/LaWk/La01.php?qu=obducere&ab=Hui. 01.01.2016

Institut für das Entgeltsystem im Krankenhaus (InEK) (Hrsg.): Kalkulationsleitfaden zur Kalkulation der
Durchschnittskosten von klinischen Sektionen (Sektions-Kalkulation) (Entwurf, nicht öffentlich)

Johannessen, J. V. et al. 1979.
zit. in „The Autopsy-Medical Practice and Public Policy" by Rolla B. Hill and Robert E. Anderson; Butterworths
1988

Kahl, A. Klinische Sektionen: Umfrage zeigt allgemeine Zustimmung.
Dtsch Arztebl 2010; 107(50)

Krukenmeyer, M. G. et al. Notwendigkeit der Obduktionssteigerung durch Einführung der DRGs.
Der Pathologe 28 (2007), Issue 4

Petros, K., Wittekind, C. Die Obduktion – ein Verfahren der Medizingeschichte?
Med Klin Intensivmed Notfmed 2014 (109)

Sinard et al. Quality Improvement on an Academic Autopsy Service.
Arch Pathol Lab Med. 2001 (125)

Sulik, J. Die Wiederentdeckung der Methodenvielfalt bei der Präparation des Herzens als ein Mittel zur
Verbesserung der Befundqualität der klinischen Obduktion. Bachelor-Thesis 2014, München, GRIN Verlag,
http://www.grin.com/de/e-book/335393/das-herz-als-schluesselorgan-der-klinischen-obduktion-
sektionstechniken. 05.11.2016

Wikipedia. https://de.wikipedia.org/wiki/Die_blinden_M%C3%A4nner_und_der_Elefant. 30.01.2016

Williams, M.J., Peery, T.M. The autopsy, a beginning, not an end.
Am J Clin Path 69 (1978), 215-216 (zit. nach Becker, V.)

BEI GRIN MACHT SICH IHR WISSEN BEZAHLT

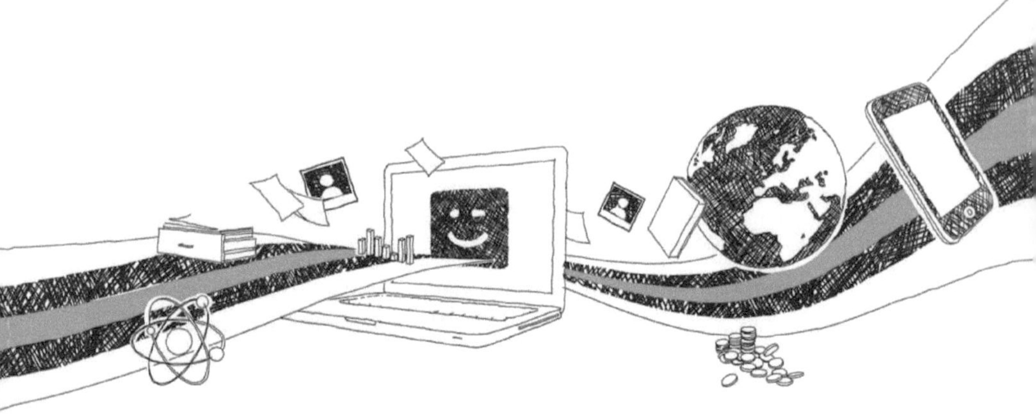

- Wir veröffentlichen Ihre Hausarbeit,
  Bachelor- und Masterarbeit

- Ihr eigenes eBook und Buch -
  weltweit in allen wichtigen Shops

- Verdienen Sie an jedem Verkauf

Jetzt bei www.GRIN.com hochladen
und kostenlos publizieren

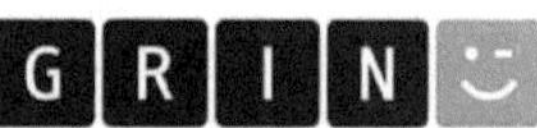